ESSAI

SUR LES

BRULURES OCULAIRES

par Agents chimiques

PAR

LE DOCTEUR HENRY DESPRETS

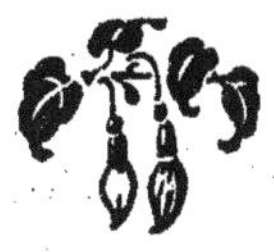

LILLE
SOCIÉTÉ ANONYME D'IMPRIMERIE ET ÉDITIONS CATHOLIQUES DU NORD
1 et 3, rue des Sept-Agaches (Grand'Place)

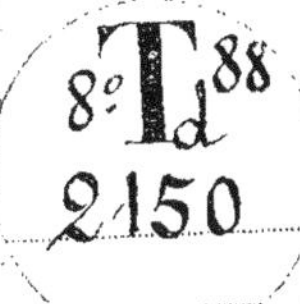

ESSAI

SUR LES

BRULURES OCULAIRES

par Agents chimiques

PAR

LE DOCTEUR HENRY DESPRETS

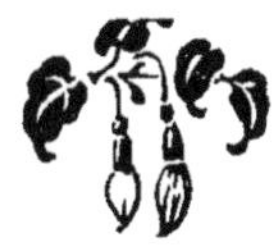

LILLE
SOCIÉTÉ ANONYME D'IMPRIMERIE ET ÉDITIONS CATHOLIQUES DU NORD
1 et 3, rue des Sept-Agaches (Grand'Place)

A la mémoire de mon Grand-Père,
le Docteur A. DELECŒUILLERIE.

A tous les miens.

A mes amis,

A mes anciens Maîtres du Collège Saint-Joseph de Saint-Omer,
exilés en Hollande.

A Monsieur le Docteur THILLIEZ
Professeur d'Ophtalmologie de la Faculté Libre de Médecine
de Lille.

A Monsieur le Docteur DELASSUS.
Doyen de la Faculté Libre de Médecine.

A Monsieur le Docteur LAVRAND,
Professeur de Clinique Médicale.

A mes anciens Maîtres de la Faculté Libre de Médecine de Lille.

A Monsieur le Docteur C. DELECŒUILLERIE.

A Monsieur le Docteur D. AUGIER,
Chirurgien de la Clinique Saint-Yves, à Rennes.

A mon Président de Thèse, M. le Professeur DE LAPERSONNE,
de l'Académie de Médecine,
Officier de la Légion d'Honneur,
Professeur de Clinique Ophtalmologique à la Faculté de Médecine
de Paris.

Qu'il reçoive l'expression de notre profonde gratitude.

LE DOYEN : M. ROGER.

PROFESSEURS :

	MM.
Anatomie.	NICOLAS.
Anatomie médico-chirurgicale.	CUNÉO.
Physiologie	Ch. RICHET.
Physique médicale.	André BROCA.
Chimie organique et chimie générale.	DESGREZ.
Bactériologie.	BESANÇON.
Parasitologie et histoire naturelle médicale. . .	BRUMPT.
Pathologie et thérapeutique générales	Marcel LABBÉ.
Pathologie médicale	VAQUEZ.
Pathologie chirurgicale.	GOSSET.
Anatomie pathologique	LETULLE.
Histologie	PRENANT.
Opérations et appareils.	DUVAL.
Pharmacologie et matière médicale	POUCHET.
Thérapeutique	CARNOT.
Hygiène	BERNARD.
Médecine légale.	BALTHAZARD.
Histoire de la médecine et de la chirurgie	MÉNÉTRIER.
Pathologie expérimentale et comparée	ROGER.
Clinique médicale	ACHARD. WIDAL. GILBERT. CHAUFFARD.
Hygiène et clinique de la première enfance. . . .	MARFAN.
Clinique des maladies des enfants.	HUTINEL.
Clinique des maladies mentales et des maladies de l'encéphale . .	DUPRÉ.
Clinique des maladies cutanées et syphilitiques. .	JEANSELME.
Clinique des maladies du système nerveux	P. MARIE.
Clinique des maladies contagieuses	TEISSIER.
Clinique chirurgicale	DELBET. QUÉNU. LEJARS. HARTMANN.
Clinique ophtalmologique	De LAPERSONNE.
Clinique des maladies des voies urinaires.	LEGUEU.
Clinique d'accouchements	BAR. COUVELAIRE. BRINDEAU.
Clinique gynécologique.	J.-L. FAURE.
Clinique chirurgicale infantile.	BROCA.
Clinique thérapeutique.	A. ROBIN.
Clinique oto-rhino-laryngologique.	P. SÉBILEAU.

AGRÉGÉS EN EXERCICE :

MM.	MM.	MM.	MM.
ALGLAVE	GUILLAIN	LOEPER	ROUSSY
BRANCA	LABBÉ (Henri)	MOCQUOT	ROUVIÈRE
CAMUS	LAIGNEL-LAVASTINE	MULON	SCHWARTZ
CASTAIGNE	LANGLOIS	NOBECOURT	SICARD
CHAMPY	LECÈNE	OKINCZYC	TANON
CHEVASSU	LEMIERRE	OMBREDANNE	TERRIEN
DESMAREST	LENORMANT	RATHERY	TIFFENEAU
GOUGEROT	LEQUEUX	RETTERER	VILLARET
GRÉGOIRE	LEREBOULLET	RIBIERRE	ZIMMERN
GUENIOT	LÉRI	RICHAUD	

Par délibération en date du 9 décembre 1798, l'Ecole a arrêté que les opinions émises dans les dissertations qui lui seront présentées, doivent être considérées comme propres à leurs auteurs et qu'elle n'entend leur donner aucune approbation ni improbation.

ESSAI

SUR LES

BRULURES OCULAIRES

par agents chimiques

L'essor considérable des industries chimiques et métallurgiques a vu évoluer d'un façon parallèle le nombre des accidents, et particulièrement des brûlures intéressant les yeux et leurs annexes. On se rappelle la grande fréquence des « vitriolages » il y a une dizaine d'années, fréquence telle qu'à une seule de ses conférences, faite à ce sujet en 1909, M. le Professeur DE LAPERSONNE a pu présenter dix cas de lésions oculaires par l'acide sulfurique.

Il semble que la fréquence de ces attentats ait diminuée, alors qu'augmentait le nombre des brûlures par agents chimiques, accidents de travail dans les usines où les caustiques de toutes natures sont manipulés parfois sans précautions suffisantes.

Il nous a été donné d'observer, en un espace de temps très restreint, plusieurs cas de brûlures par la potasse caustique, la chaux, l'esprit de sel (acide chlorhydrique) le chlorure de zinc, produits, aujourd'hui, d'un usage courant et à la portée de toutes les mains.

En dehors des accidents de travail, la guerre, ayant à son service une science appliquée à la destruction, a fourni un contingent important de « brûlés des yeux. »

Ypérite, chlore, gaz lacrymogènes, liquides enflammés, ont été les moyens de destruction employés par un ennemi sans conscience, et que nous avons retournés contre lui, avec trop de parcimonie, malheureusement.

Nous avons pu étudier, à loisir, une autre variété de brûlure par agent physiques : corps en ignition ou en fusion, fonte ou acier, particules de charbon incandescent.

L'étude simultanée de ces deux variétés de brûlures par agents physiques et chimiques, nous a amené à des conclusions intéressantes, non seulement au point de vue symptomatique, mais au point de vue pronostic, pronostic fonctionnel, d'ailleurs extrêmement variable, que la thérapeutique est souvent impuissante à modifier quand il s'agit de lésions du globe de l'œil, et surtout de la cornée, mais dont la chirurgie a modifié complètement l'allure quand il s'agit de lésions perioculaires, et surtout palpébrales.

Remercions M. le Professeur de Lapersonne pour sa bienveillante sollicitude, et pour ses sages conseils, mis d'ailleurs à profit dans l'exécution de ce travail.

Nous adressons un souvenir spécial à M. le Docteur Delecœuillerie pour les quelques avis qu'une longue expérience en matière ophtalmologique lui a permis de me donner.

Nos remerciements, également, à M. le Docteur Velter, chef de clinique ophtalmologique à l'Hôtel-Dieu, dont la compétence clinique nous a été d'un précieux secours dans la rédaction de cette étude.

H. DESPRETS.

Paris, le 15 *mai* 1920.

Brûlures par agents chimiques

Nous pouvons diviser en trois catégories les brûlures par agents chimiques, suivant les conditions dans lesquelles elles se produisent :

1° Les accidents industriels ;
2° Les attentats criminels ;
3° Les brûlures de guerre.

PREMIÈRE CATÉGORIE. — Cette catégorie comprend les brûlures occasionnées par une multitude de produits à fonctions chimiques différentes. Comme il n'est guère d'industries où l'un ou l'autre de ces produits ne soit employé, on comprendra facilement la fréquence de ces accidents.

Corps a fonction acide. — *L'acide sulfurique*, ou vitriol, incontestablement le plus répandu. Il est utilisé industriellement pour la fabrication des acides volatiles, acide carbonique, acide azotique, acide chlorhydrique, aluns, sulfate de fer, de cuivre, de mercure, carbonate de soude, hydrogène, super-phosphates, et dans la fabrication de certaines piles électriques.

C'est d'ailleurs l'acide que l'on a l'occasion de rencontrer le plus souvent dans les accidents de travail, surtout chez les ouvriers appelés à le manier dans d'énormes touries, dans lesquelles le liquide se déplace en masse, et amène des projections au moment du débouchage.

L'acide chlorhydrique, plus connu sous le nom d'esprit de sel, également d'une usage très répandu. Il sert à la fabrication du chlore, de l'hydrogène, des chlorures, de la gélatine des os. Enfin, il est utilisé journellement par les soudeurs pour « décaper » les pièces à souder.

L'acide azotique, employé dans la préparation de la

nitroglycérine, du coton poudre, de l'acide picrique, du fulminate de mercure, etc...

Les brûlures par cet acide ont été fréquentes dans les gros centres de fabrication d'explosifs ; dans l'industrie de paix, il est d'un emploi courant chez les graveurs sur métaux, les affineurs d'or, etc...

Viennent ensuite une série d'acides organiques d'un usage moins courant, et dont les brûlures sont, en général, moins graves : l'acide acétique concentré, l'acide lactique, l'acide salicylique.

Corps a fonction basique. — Ces corps sont, également, d'un usage très répandu :

La chaux, dont il est inutile de rappeler les applications multiples, tant industrielles que domestiques.

La potasse, d'un usage aussi répandu que le précédent (fabrication des savons et peintures, etc...)

La soude, dont l'action se rapproche beaucoup de celle de la potasse. Ces deux derniers se trouvent dans le commerce, soit en solution aqueuse, soit sous forme de cônes blancs très avides d'eau.

L'ammoniaque, base très énergique, produisant des brûlures de divers degrés, en général moins graves que celles causées par la potasse et la soude.

Sels. — Citons, par ordre de gravité, des brûlures produites :

Le nitrate d'argent (employé en dorure).

Le sublimé (insufflé, par erreur, dans l'œil à la place de calomel).

L'acetate de sodium, employé, il y a quelques dix ans, dans le calori-bloc, et dont le danger d'explosion a supprimé l'usage aujourd'hui.

Le sulfate de zinc, en solution concentrée, employé dans l'industrie des piles électriques.

DEUXIÈME CATÉGORIE. — Les attentats criminels perpétrés au moyen d'agents chimiques ont été extrêmement nombreux : l'acide sulfurique a été le plus employé, mais tous les caustiques acides, et même basiques, ont eu leurs amateurs ; le vitriol ne doit probablement son renom qu'à sa rapidité d'action, comme le démontre le travail expérimental de M. le Docteur Villar.

TROISIÈME CATÉGORIE. — La chimie moderne, appliquée à la destruction de l'homme lui-même, tel est le paradoxe que le vingtième siècle devait mettre en lumière. Nos ennemis, passés maîtres en l'art de la torture, employèrent, les premiers, une série de produits dont plus d'un a acquis une triste renommée.

L'ypérite, ou sulfure de d'éthylebichloré, a été l'un des plus employés, ce corps agissant comme un composé à fonction acide, donnant, par son dédoublement, de l'acide chlorhydrique et de l'acide sulfurique.

Les gaz lacrymogènes (chlorure de benzyle) ont surtout servi à mettre, momentanément, les hommes hors de combat, sans causer de grosses lésions oculaires.

Les ouvriers des usines de guerre ont fourni un gros contingent de brûlures par ces produits ou leurs composants, brûlures d'une gravité, en général, plus grande que sur le front, fait dont il faut chercher les cause dans l'atmosphère confinée où le travail s'effectuait continuellement, et les nombreuses manipulations que subissaient les produits toxiques avant leur expédition au front.

Etude clinique des lésions produites par agents chimiques

TROUBLES FONCTIONNELS. — Des observations que nous avons recueillies, il résulte que les troubles fonctionnels du début n'ont pas toujours une intensité en rapport avec l'étendue des lésions.

Le blessé de l'observation I, atteint par un jet de potasse concentrée, n'a présenté que tardivement des lésions cornéennes graves, ayant amené, non seulement la perte de la vision, mais la perte de l'organe lui-même.

Le blessé de l'observation VI semblait si peu atteint que, le jour même de l'accident, on ne s'était guère préoccupé des lésions oculaires, en apparence si minimes, et l'on s'était surtout attaché à obtenir la réunion de la plaie sourcilière provoquée par une explosion.

Ce n'est qu'ultérieurement pour le premier blessé, le lendemain, pour le second, du sixième jour au dixième jour, qu'apparurent les accidents cornéens qui amenèrent, non seulement des troubles graves de la vision, mais la perte ultérieure de l'œil.

Localement, l'œil réagit à l'action de l'agent chimique par une vascularisation intense, réaction hypérhémique violente de la conjonctive et un chémosis tellement prononcé que les mouvements du globe en sont gênés (observations I-VIII-IX).

D'autres fois, la conjonctive, *fixée chimiquement*, présente peu de réaction vasculaire d'aspect atone, sans grande différenciation entre les portions touchées et les portions saines de la conjonctive, sauf une coloration un peu blanchâtre.

Il semble que cètte seconde variété de réaction, ou

plutôt cette absence de réaction vis-à-vis de l'agent chimique permette déjà de porter un pronostic plus sombre (observations I-IV). On devine l'évolution des brûlures dans ce second cas, fatalement il se produit une élimination de la conjonctive, l'infection et l'atteinte secondaire de la cornée et la sclérotique.

LÉSIONS CORNÉENNES. — Alors même qu'un examen objectif rapide ne décèle pas de lésions cornéennes appréciables, l'emploi de la fluoresceine révèle, presque toujours, des érosions épithéliales appréciables. Ces érosions ont été retrouvées chez plusieurs des malades (observations II-VII-VIII). La fréquence de ces lésions cornéennes superficielles s'explique d'ailleurs facilement, même en cas de brûlures conjonctivales peu étendues, par le fait de la grande diffusion du liquide ou du solide vulnérant dans les culs-de-sac conjonctivaux. Le reflexe de défense, qui fait contracter les paupières au contact d'un corps étranger, a, ici, les effets les plus néfastes.

Evolution des lésions cornéennes : L'évolution ultérieure de ces lésions cornéennes a été extrêmement variable chez nos malades.

Chez deux d'entre eux (observations II-IX), la régression a été totale avec restitution *ad integrum* ; chez d'autres, enfin, soit que ces lésions cornéennes aient été accompagnées de lésions des couches profondes ou d'infiltrations leucocytaires intenses, il s'est produit des leucomes plus ou moins épais entraînant des troubles profonds de la vision (observation III). Ce trouble dû, au début, au gonflement des cellules propres de la cornée, fait place, dans la suite, à un trouble dû à la réparation cicatricielle de la cornée, ou à l'infiltration de celle-ci par les produits de transformation de l'agent chimique au contact des liquides organiques, c'est-à-dire, par exemple : la transformation de la chaux en carbonate de chaux insoluble (observation III-IV).

Comment expliquer cette différence d'évolution ? La véritable raison réside, vraisemblablement, dans les facteurs suivants :

1° La conjonctive est-elle touchée et à quel degré ?

2° Réagit-elle d'une façon active vis-à-vis de l'agent corrosif ?

L'observation de nos différents malades nous permet de conclure, non seulement à la vraisemblance, mais à la réalité de ces hypothèses.

Secondairement l'infection vient, presque toujours, compliquer l'évolution de ces accidents. A la simple ulcération cornéenne, fait suite la kératite suppurée avec évolution fréquente vers l'hypopion (observations I-IV-V) et même véritable fonte purulente de l'œil (observations IV-V) par suite de la propagation des agents infectieux à la chambre postérieure de l'œil. A la suite de l'ulcération cornéenne, nous avons vu se former une hernie de la membrane de Descemet, hernie qui subit, à la longue, une organisation conjonctive aboutissant à la formation d'un staphylome cornéen (observations I-VI-VIII).

LÉSIONS CONJONCTIVALES. — Primitivement atteinte, la conjonctive diffère, dans son aspect suivant qu'elle réagit ou non à l'action du corrosif. Dans le premier cas, elle présente une coloration rouge diffuse, due à une vascularisation intense (observations II-VII-VIII-IX-X) ; dans le second cas, atone, et ayant tendance au sphacèle (observations I-IV-V). La chute des escharres, outre le danger immédiat d'hémorragie, offre une nouvelle porte d'entrée à l'infection de la sclérotique, mise à nu, à son tour, reconnaissable à sa teinte blanc sale, non vascularisée, amincie, parfois, par l'extension du processus destructeur.

LÉSIONS DU TRACTUS UVEAL. — L'iris lui-même prend une part importante au processus réparateur qui fait suite aux perforations cornéennes ou sclérales, soit qu'il participe à l'infection ultérieure de la perforation (observations I-X), soit qu'il contribue à la fermeture de cette perforation. Nous verrons le rôle joué par l'hypopion et la hernie de l'iris dans la cicatrisation de la plaie cornéenne, comme l'a montré VILLAR dans ses expériences.

Ultérieurement, la réparation du processus inflammatoire et destructeur se fait, soit par synéchie antérieure de l'iris, fréquemment dans un leucome total, soit un enclavement irien dans la plaie sclérale.

Quant aux troubles fonctionnels de la vision, ils consistent, souvent, en une baisse de l'acuité que, ni les lésions cornéennes faibles, ni les lésions de fond d'œil, n'expliquent.

Les lésions palpébrales ont toujours une évolution désastreuse : rétraction cicatricielle, ectropion (observation V) ou même symblépharon (observations II-III-IV-V-VI) et ankyloblépharon (observations I-X).

Etude pathogénique des brûlures par agents chimiques

L'acide sulfurique a servi à une étude extrêmement intéressante, faite par le Docteur Villar, étude intéressante, non seulement au point de vue histologique, mais aussi au point de vue clinique, les lésions observées par cet auteur chez le lapin étant tout-à-fait semblables à celles que nous retrouvons en pratique.

Cet auteur affirme que « *tout œil atteint par l'acide sulfurique peut être considéré comme voué à une destruction certaine* », et il a été conduit à étudier « *par quel processus ces caustiques pouvaient bien produire ces altérations profondes que rien ne parvenait à enrayer* ».

Ce qui distingue, en général, les brûlures par les acides, au moment de leur production, est leur caractère extrêmement douloureux et le temps très court nécessaire à l'acide sulfurique pour produire des lésions irrémédiables.

Suivons donc, avec le Docteur Villar, la manière dont il a procédé, et qui lui a permis de mettre au point la pathogénie de ces brûlures.

Le contact moyen de l'acide avec la cornée de lapin était, en général, de dix secondes, et était suivi d'un lavage à grande eau. Nous verrons que ces lésions provoquées sont toujours extrêmement graves ; elles le sont encore bien davantage en pratique où la durée du contact du liquide corrosif avec l'œil dépasse toujours de beaucoup les dix secondes de l'expérience dont nous parlons.

Ces lésions sont toujours aggravées par le fait que la thérapeutique ne peut intervenir qu'un certain temps après l'accident.

Nous retrouverons chez nos malades les mêmes stades d'évolution des brûlures, depuis les lésions du début jusqu'au moment de la consolidation des accidents, au sens médico légal du mot.

L'auteur de cette étude fait d'ailleurs remarquer, et ce, avec beaucoup de justesse, que « les lésions ne sont pas toujours et rigoureusement progressives, les altérations d'une pièce étant parfois moins étendues et moins prononcées que celles d'une pièce précédente dans l'ordre chronologique », et, pour M. Villar « cette contradiction, en apparence paradoxale, tient à ce que la brûlure expérimentale n'a pas toujours la même intensité, à ce que la gravité des lésions varie suivant que le point touché est situé au centre de la cornée ou dans la région du limbe, à ce que le lavage a été plus ou moins parfait ».

Les lésions oculaires ont d'ailleurs tendance à s'étendre en profondeur, d'autant plus que la lésion est ancienne ; et c'est là un des caractères essentiels des brûlures par agents chimiques.

Avec cet auteur, divisons donc en quatre phases l'action des différents agents chimiques, phases évidemment inégales comme durée et à transitions insensibles.

PREMIÈRE PHASE ou de fixation chimique l'agent corrosif produisant des lésions par contact direct avec les différents éléments anatomiques.

S'il s'agit de caustiques liquides, les éléments cellulaires sont tués, - conservent, néanmoins, leur forme et situation respectives.

L'épithélium antérieur de la cornée, atteint le premier présente, histologiquement, les réactions de nécrose, manque de différenciation du protoplasma et du noyau, coloration en masse de tout l'organisme cellulaire.

Cliniquement, la cornée apparaît, aussitôt l'accident, comme dépolie, aspect dû à la disparition des couches superficielles de l'épithélium cornéen, les cellules profondes restant adhérentes.

L'appellation de cette phase : « Phase de fixation chimique » nous paraît pleinement justifiée, l'épithélium cornéen n'ayant, en général, pas été le siège de modification de structure cellulaire entraînant une élimination immédiate, elles sont fixées comme le seraient les cellules d'une pièce soumise à l'action du formol ou de tout autre fixateur utilisé en anatomie pathologique.

Néanmoins, malgré cela, les cellules propres de la cornée, dépourvues d'une barrière de protection efficace de l'épithélium seront atteintes, à leur tour, pour peu que l'action du caustique se prolonge. Les lames conjonctives de la couche moyenne augmentent, dès la troisième heure, considérablement de volume, de sorte que, dans ces conditions la cornée arrive à une épaisseur triple, et même quadruple, de l'épaisseur normale. Et M. Villar insiste sur ce fait que cette augmentation n'est aucunement en rapport avec l'arrivée des cellules mobiles phagocytes et autres - à cette époque toute intervention leucocytaire étant à peu près nulle. Les cellules fixes, elles-mêmes, disparaissent, subissant une espèce d'autolyse, une dissolution graduelle dans le liquide baignant la cornée.

La défense de la cornée se fera, non par l'intervention de ces cellules fixes, mais par les leucocytes issus de la périphérie et qui à leur tour, envahissent la cornée.

En général, cette augmentation de volume de la cornée a atteint son maximum entre douze et vingt-quatre heures ; *notons, qu'à cette époque, aucune action phagocytaire ou réparatrice ne s'est encore produite.* La membrane de Descemet, très souvent atteinte, se ressent de la tuméfaction des cellules cornéennes, elle est, elle-même, plissée, et peut, parfois se détacher.

Dans la chambre antérieure, il peut se former un

exsudat albumineux qui peut apparaître précocement après le début des accidents. A cette période, l'iris lui-même ne semble pas être intéressé par ce processus.

DEUXIÈME PHASE. — Les expériences de M. VILLAR ont montré l'absence de leucocytes dans les premières vingt-quatre heures, le gonflement de la cornée étant indépendant de toute intervention leucocytaire quelle qu'elle soit. Ce n'est, en général, qu'après vingt-quatre heures, qu'apparaissent les leucocytes, provenant, surtout, de la région limbique ; au bout de deux jours, elle en est littéralement infiltrée, et cette infiltration persistera d'ailleurs de nombreux mois après le début des accidents.

Nous savons combien il est difficile de faire disparaître le trouble léger dû à la cicatrisation et à l'infiltration leucocytaires intenses des petits ulcères de la cornée, pour qu'il soit nécessaire d'insister davantage sur ce fait.

Cliniquement, la cornée, très épaisse au début, diminue d'épaisseur sans toutefois s'éclaircir ; les globules blancs abondent alors, et surtout dans les régions superficielles - fait d'ailleurs facile à comprendre vu la proximité plus grande du lieu du conflit.

Dans la chambre antérieure, nous voyons se former, à cette époque, non plus un dépôt albumineux, mais un véritable hypopion, globules blancs polynucléaires, mélangés aux cellules pigmentaires du stroma irien qui se désagrège lui aussi.

Cet hypopion, nous l'avons retrouvé chez plusieurs de nos malades : l'un d'eux (observation I) avait, le dixième jour qui suivait son accident, un hypopion bilatéral ; dans ce cas, nous avons assisté à une perforation et une véritable fonte purulente de l'œil, mais, il n'en est heureusement pas toujours ainsi, et il est bien des cas où cet épanchement fibrino purulent dans la chambre antérieure s'organise, et contribue à obturer et cicatriser ultérieurement les lésions cornéennes.

Du côté de l'iris, injection vasculaire très intense, indiquant un processus de défense et dépigmentation de cet organe.

Ces lésions n'en restent malheureusement pas à ce stade, le pourcentage des perforations cornéennes consécutives aux ulcérations par caustiques est très élevé.

TROISIÈME PHASE. — L'épithélium cornéen, fixé chimiquement, ne s'élimine en général pas de suite. C'est vers le septième ou le huitième jour que se produit ce travail, signe avant-coureur de la perforation.

Chez deux des malades soignés à la clinique de l'Hôtel-Dieu, la perforation a eu lieu entre huit et douze jours (observations I-IV), la perforation, chez le lapin se produisait, dans les expériences du Docteur Villar, vers le quinzième jour.

a) L'ulcération cornéenne, une fois constituée, voit ses bords s'épaissir, les leucocytes envahissent alors son épaisseur.

b) Un travail épithélial intense débute alors et, du limbe scléro cornéen, l'épithélium provenant probablement des culs-de-sac glandulaires conjonctivaux se mettent à proliférer. Ces cellules greffées en quelque sorte sur l'ulcération cornéenne et sur la conjonctive palpébrale, forment des masses qui, unissant cornée et paupières, seront le début des complications éloignées les plus à craindre des brûlures : le symblépharon et même l'ankyloblépharon, les cellules de cylindriques qu'elles étaient, s'aplatissent, et tentent, par leur prolifération, de combler la perte de substance cornéenne.

Ces cellules, continuant à proliférer, se développent à leur tour, sous forme de papilles s'enfonçant dans les lames cornéennes à l'instar des papilles du derme s'insinuant quelquefois entre l'épithélium cornéen amincies et les lames cornéennes.

Malgré ce processus réparateur, les perforations sont fréquentes dont les causes sont faciles à deviner : d'une part, la présence de l'ulcère qui diminue la résistance de la cornée, d'autre part, l'augmentation de tension intra-oculaire due aux synéchies antérieures de l'iris. Du côté des paupières ; vive réaction vasculaire, disparition des cellules à mucus, et transformation d'épithélium cylindrique en pavimenteux.

QUATRIÈME PHASE. — La perforation siège au centre. Dans ce cas, l'œil peut expulser tout son contenu. Dans la région limbique, l'iris hernié s'opposera à la sortie du vitré, ou encore l'hypopion constaté à la deuxième période s'organise, subissant la transformation conjonctive.

Les paupières, d'autre part, peuvent participer aussi à ce processus réparateur, par la formation d'un symblépharon (observations II-III-V-VI-VIII-IX). Quand l'ulcération est centrale, le caillot fibrino-leucocytaire réunit seul les lèvres de la plaie ; en s'organisant, il se soude à la paroi postérieure de la cornée, caractérisé anatomiquement par un tissu conjonctif jeune et vascularisé se continuant avec les bords de la cornée.

L'épithélium conjonctival et cornéen n'a, dans ce processus, aucun rôle actif. Ce mode de guérison n'est d'ailleurs pas l'apanage des brûlures par caustiques, nous savons, en effet, que l'on peut les rencontrer dans l'évolution de certains ulcères à hypopion d'ordre médical.

Il est évident que, sans le concours de la paupière, cette obturation précaire cède, les bords libres de la cornée n'étant pas assez forts pour soutenir une pression venant de l'intérieur du globe.

Ultérieurement, l'iris lui-même est pris par ce processus fibreux. Il s'accole à la face postérieure de a cornée, les proces ciliaires eux-mêmes participant à cette rétraction, attirent la rétine que l'on a trouvée décollée et en contact de la plaie cornéenne ; de là, l'inutilité de tenter, dans la grande majorité des cas, la réduction d'un symblépharon total.

Une des complications les plus douloureuses et les plus graves, réside dans l'apparition du glaucome secondaire (Professeur de Lapersonne) dont la cause est facile à découvrir dans les synéchies antérieures de l'iris ou l'irritation des proces ciliaires ; Ce sont des crises aigues, d'une grande violence. Nous avons pu trouver deux observations où cette complication s'est manifestée : la première à la suite de brûlures par le sublimé, la seconde à la suite de brûlures par la chaux.

Indépendamment des lésions du globe oculaire et de la conjonctive bulbaire, les paupières sont pratiquement très souvent atteintes par les liquides corrosifs.

Lésions péri-oculaires. — Prenons encore comme type les brûlures par l'acide sulfurique, celles-ci produisant le maximum de lésions. Presque toujours, dans ce cas, le liquide attaque, non seulement l'épiderme, mais le derme et tissus cellulaires. Son action est tellement intense que la paupière elle-même peut être transformée en une escharre sèche qui, se détachant dans la suite, sera la cause d'une hémorragie. Ce fait est d'ailleurs fréquent à la suite des brûlures par l'acide sulfurique, et Monsieur le Professeur de Lapersonne a pu signaler un cas d'hémorragie mortelle de la carotide à la suite de la chute d'une escharre par brûlures par l'acide sulfurique.

L'évolution ultérieure du processus réparateur accentuera la formation de cicatrices vicieuses, mettant la paupière en ectropion, ou, encore, soudant les conjonctives bulbaires et palpébrales.

Brûlures par les bases

Cette variété de brûlure, par bases liquides, ne diffère pas des brûlures par acides, dans son évolution clinique.

Presque toujours, nous avons une escharre molle très étendue, très profonde, entraînant, sur les téguments palpébraux, des lésions presque toujours irrémédiables.

Si ces bases sont solides, telles : la chaux, la soude caustique, la potasse caustique (observations I-II-III-IV) il se produit fréquemment des incrustations dans la cornée de la conjonctive, et, ces incrustations sont la cause de l'action prolongée du corrosif qui fera subir aux tissus avec lesquels il est en contact différentes modifications que nous pouvons résumer en trois stades principaux :

1° — Déshydratation des tissus par la solubilisation partielle de la base.

2° — Intervention des sels minéraux de l'organisme par la formation de sels neutres.

3° — Solubilisation des protéiques en contact avec la base.

C'est ce triple mécanisme qui fait la gravité constante des brûlures par les bases.

Les brûlures par la chaux laissent, en général, des dépôts opaques dans la cornée, dépôts dûs à la transformation de la chaux en carbonate de chaux insoluble et en albuminate de chaux légèrement soluble; ce qui explique le peu d'action de la thérapeutique sur les taies produites par la chaux et ses dérivés.

Brûlures par sels minéraux. — Les brûlures par sels minéraux n'ont rien de bien caractéristiques en elles-mêmes ; les sels acides agissent comme les radicaux-acides auxquels ils appartiennent, de même pour les sels neutres d'acides forts. A ajouter à cette action purement chimique l'action toxique qui se manifeste à la suite des brûlures conjonctivales, par le sublimé, par exemple.

Il se fait, au voisinage de cette muqueuse, une véritable résorption, qui a donné, chez le malade de l'observation X, des phénomènes graves d'intoxication par le mercure.

Brûlures de guerre

Les jets de liquide corrosifs employés lors de quelques attaques, ne donnaient pas de brûlures à caractéristiques spéciales. L'acide sulfurique, employé pour la première fois par les Allemands à Vauquois, a produit les brûlures typiques que nous avons décrites précédemment.

L'emploi des gaz, comme moyen d'attaque, a pris une grande extension dès 1916, les effets en furent terribles de part et d'autre, par suite de l'insuffisance des moyens de protection, et l'ignorance de leur composition chimique, rendant, par le fait même, impossible la connaissance d'un antidote efficace.

Nous devons à l'obligeance de M. le Professeur DE LAPERSONNE, cette rapide étude sur l'action des gaz asphyxiants. En qualité de Membre de la Commission de Défense contre les Gaz, il a pu observer et étudier tous les genres de lésions produites de cette façon.

Il est à remarquer que, presque toujours, les lésions oculaires trouvées chez des ouvriers d'usines présentaient un caractère de gravité beaucoup plus grand que sur le front, pour les raisons que nous avons déjà signalées.

Les lésions constatées au front, par de nombreux oculistes, bien qu'ayant, au début, un caractère de haute gravité, s'amendaient rapidement. Presque toujours, il se produisait une conjonctivite d'intensité moyenne, avec formation de petites ulcérations cornéennes accompagnées, quelquefois, de réaction de côté du corps ciliaire et de l'iris.

Ces lésions avaient un caractère de gravité plus grand chez les individus ayant eu, antérieurement, des tares oculaires, telles que : trachome, dacryiocystite, avec ulcérations cornéennes anciennes cicatrisées.

C'est pour cette raison que le pronostic des lésions oculaires par gaz a toujours été considéré comme plus sérieux chez le Noir et, en général, dans toutes nos troupes coloniales.

Dans ce cas, le processus infectieux se combine au processus chimique, et les ulcérations, en apparence minimes, évoluent vers l'hypopion, l'iritis, etc...

L'évolution est beaucoup moins grave chez l'Européen et, à moins de projection abondante d'ypérite, la cicatrisation se fait rapidement sous l'influence d'un traitement approprié.

Le résultat souvent possible de ces ulcérations est la formation de ce que l'on a appelé les cornées à facettes, qui gênent beaucoup plus par les vices de réfraction qu'elles amènent, que par l'intensité des lésions cornéennes proprement dites.

M. le Docteur Cerise a fait, à ce sujet, une étude expérimentale chez les animaux, et est arrivé aux mêmes conclusions que nous résumons :

1° Les lésions cornéennes varient d'intensité suivant la durée d'exposition et la combinaison des différents agents caustiques ;

2° Les animaux qui ont été exposés ont, presque toujours, donné des lésions cornéennes décelables à la fluoresceine.

3° Les lésions cornéennes ne se produisent pas d'emblée, mais n'apparaissent que quarante-huit heures après l'atteinte, leur durée moyenne est de huit jours.

4° Il est infiniment rare, même dans les cas d'expérimentation et d'exposition longue des bêtes à expériences, de constater des lésions oculaires graves.

Pronostic général des brûlures par agents chimiques

Ces lésions sont de gravité différentes, suivant la nature de l'agent corrosif. L'acide chlorhydrique produit des lésions moins graves. l'escharre est moins noire que lorsqu'il s'agit d'acide sulfurique. Nous avons eu l'occasion d'observer un cas de brûlure par cet acide : la malade, institutrice de profession, reçoit, en manipulant un flacon d'acide, quelques gouttes dans l'œil. Elle se présente à nous, quelques jours après l'accident, le globe oculaire complètement recouvert de fausses membranes, la cornée trouble, la pupille en myosis et mouvement très limité du globe de l'œil. La malade a guéri rapidement et, cette guérison ne laisse après elle le moindre trouble de la cornée ; seul, un léger symblépharon des culs-de-sac supérieurs et inférieurs.

L'acide azotique présente des lésions généralement très graves. L'escharre, dans ce cas, est presque toujours jaune, et l'atteinte des téguments est profonde.

M. le Professeur de Lapersonne a d'ailleurs insisté, à plusieurs reprises, *sur la prudence avec laquelle il fallait porter un pronostic lorsqu'on a affaire à des lésions de l'œil par agents chimiques*, malgré la bégninité apparente des brûlures, au début, il faut toujours formuler les plus extrêmes réserves concernant la durée et l'évolution des lésions. Il faut envisager, non seulement l'éventualité des accidents tardifs des opacités cornéennes, mais l'éventualité d'accidents plus tardifs encore, et non moins graves de symblépharon.

Tel cas qui semble désespéré peut, au contraire, amener, par son évolution, des changements tellement importants dans l'état d'un œil, que cet organe a recouvré, au bout de deux mois, un état parfait de ses fonctions. L'exemple de la malade brûlée par l'acide chlorhydrique est tout-à-fait typique à cet égard (observation IX).

Un autre exemple nous est fourni par le « vitriolé » que M. le Professeur DE LAPERSONNE avait eu l'occasion de voir, et pour lequel il avait dû déposer un rapport devant les Assises. Malgré la gravité des lésions primitivement constatées, l'évolution vers la guérison complète ne manqua pas de se faire, à la grande surprise des Jurés, des Juges, qui ne pouvaient croire une réparation si complète.

L'évolution inverse nous a été fournie par un malade du service (observation III) : celui-ci avait reçu dans l'œil un jet de potasse qui semblait avoir respecté la cornée, la conjonctive seule, fortement atteinte, est éliminée. Huit jours après le début de l'accident, la cornée, jusque-là transparente, devient opalescente, porcelainique, ultérieurement le malade fait une perforation cornéenne avec hernie de l'iris, etc...

Nous serions tentés de croire qu'une cornée fortement touchée amènera, dans la suite, des complications extrêmement graves ; il n'en est pas ainsi tant que les lésions conjonctivales restent très limitées. Si ces lésions sont, au contraire, très étendues, il y a tout lieu de penser que l'évolution des accidents sera grave.

En somme, grosses lésions de la cornée sans lésions concomittantes de la conjonctive et de l'épisclère — le pronostic reste réservé, mais, petite lésion de la cornée co-existant avec de grosses lésions de la conjonctive le pronostic est *toujours des plus sérieux.*

Il semble que l'on puisse expliquer ces phénomènes par le fait qu'une cornée dont le régime circulatoire déja précaire est rendu plus déficient encore par une nutrition rendue défectueuse par les lésions de la conjonctive et de l'épisclère ; malgré cette dernière remarque, le pronostic de ces lésions est toujours difficile à porter.

Traitement général des brûlures par agents chimiques

Quelle est la conduite à tenir en face d'accidents industriels de cet ordre ? La rapidité avec laquelle on enraye l'évolution du processus chimique sera parfois un élément appréciable de guérison plus rapide.

1° *Brûlures des téguments.* — *Traitement immédiat.* — Il conviendra aussitôt l'accident produit, d'entraîner l acide ou la base qui recouvre et imbibe l'épiderme et le derme.

Nous avons à notre disposition différents moyens dont : *a*) les grands lavages au sérum ; *b*) la neutralisation de l'acide par un agent chimique capable de former avec lui un seul neutre moins dangereux.

Cette première façon d'agir donne, en général, de très bons résultats, surtout si l'on combine les lavages au sérum et la neutralisation par solution bicarbonatée forte. En ce faisant, on lutte également contre l'élément douleur.

Comme toute brûlure est une porte d'entrée facile à l'infection, il s'agit de s'armer en conséquence contre cette complication qui rendrait encore plus réservé le pronostic à porter. Eviter donc l'infection des escharres produites, par l'emploi des antiseptiques nombreux que nous avons à notre disposition. En général, l'emploi des antiseptiques faibles est recommandé ; nous comprenons facilement qu'il soit inutile d'ajouter un nouveau caustique qui, tout en tuant l'agent pathogène, tuerait, en même temps, des tissus dont la vitalité est déjà précaire.

La pommade iodoformée donne, en général, de bons

résultats ; néanmoins, on a pu signaler quelques accidents à la suite de son emploi (phénomènes d'intoxication et production de dermites). Il nous semble intéressant de lui substituer des corps à action équivalente, tels : le dermatol, l'airol, qui, bien que moins énergiques, ont une action suffisante.

Enfin, un troisième facteur, auquel on doit obéir, est l'obtention, la plus rapide que possible, de la cicatrisation des lésions. L'emploi de l'ambrine donne, en général, de très bons résultats, en accélérant, d'une façon remarquable, l'épidermisation des lésions ; puis, viennent les pommades neutres à l'oxyde de zinc, par exemple, les pansements picriqués, etc...

2° *Traitement des complications lointaines.* — Une fois la guérison cutanée obtenue, il s'agira de lutter contre les complications qui accompagnent forcément la réparation de ces brûlures.

Contre l'ectropion, nous disposons de diverses opérations autoplastiques à procédés multiples : lambeaux adhérents ou non adhérents si la peau du voisinage n'est pas suffisamment saine. Ces autoplasties n'ont pas seulement un but esthétique, mais aussi remédient à l'insuffisance des paupières qui ne protègent plus le globe, contre l'infection plus facile de la conjonctive, et contre les complications d'ordre infectieux toujours possibles sur un globe oculaire laissé à nu.

Le greffe de Tiersch viendra, d'ailleurs, faciliter cette réparation, au cas où le lambeau pédiculé ou non se sphacèle, ou ne prend pas d'une façon satisfaisante sur toute son étendue.

Il est inutile de rappeler que, dans ces interventions, l'asepsie absolue est de toute nécessité pour en assurer le succès. Pour obtenir un affrontement meilleur des points suturés, il sera également recommandé l'emploi de fils de soie très fine (soie à suture de cornées). Il faut aussi éviter la taille d'un lambeau trop petit, se rappelant qu'une rétraction considérable se manifeste au moment de la transplantation du lambeau (environ les 3/5 de la taille primitive).

Si les points lacrymaux sont pris dans une cicatrice, il sera très difficile de les réformer, la solution la plus simple semble être la suppression de la glande lacrymale, les glandes accessoires suffisant, en général, à la lubrification de la paupière.

Traitement des lésions conjonctivales et cornéennes

Ici aussi, nous avons à lutter contre la douleur et l'infection, et à hâter la cicatrisation. La neutralisation de l'acide se fera également par les solutions bicarbonatées fortes (5 °/₀). Il nous semble important d'entraîner le sel de soude formé au moyen d'un sérum hypertonique; lavage qui sera, en même temps, un puissant adjuvant comme analgésique.

La conjonctive seule est touchée. Dans ce cas, après la neutralisation, on pourra introduire, dans le cul de-sac conjonctival, un peu de vaseline cocaïnisée, nous souvenant que, si la moindre érosion épithéliale existe, ce procédé est à rejeter, la cornée se trouvant très mal de la cocaïne s'il existe à sa surface une lésion, si petite soit elle.

Contre l'infection, nous avons : la pommade iodoformée et l'argyrol à 0 gr. 10 pour 10 grammes d'eau.

Dans le service de M. le Professeur DE LAPERSONNE, la pommade à la chloramine à 2 °/₀ a donné des résultats remarquables de rapidité, surtout incorporé à la gélose. Pour peu que les lésions cornéennes soient sérieuses, il convient de mettre l'œil au repos le plus absolu. L'atropine est donc indiquée dans ces cas, rendant de réels services toutes les fois qu'il ne se manifeste pas de tendance à l'hypertonie du globe. Au cas où l'ulcère de la cornée n'a pas de tendance à la cicatrisation rapide, la suture des paupières est toujours indiquée.

Si les complications d'ordre infectieux viennent à se produire, hypopion, iritis, infection du vitré, la conduite à tenir sera celle que l'on tient dans tous ces accidents, alors même qu'ils ne sont pas provoqués par les brûlures.

Les lésions conjonctivales étant consolidées, il est de toute nécessité de remédier au symblépharon, conséquence forcée de la brûlure. Si le symblépharon n'est pas trop accentué, son excision est indiquée, la portion mise à nu est recouverte ensuite par un lambeau de conjonctive pris au voisinage, mais, ce procédé n'est guère applicable dans les lésions étendues, symblépharon total ou ankyloblépharon. La dissection de la paupière, au ras de la cornée, et la mobilisation fréquente des lambeaux ainsi formés, semble être, actuellement, le seul moyen ayant donné des résultats. Ces résultats ne sont d'ailleurs pas brillants, en général, la tendance à l'accolement des paupières et du globe étant, pour ainsi dire, irrésistible.

Thérapeutique des brûlures par les bases. — Nous obéirons, encore ici, aux mêmes indications que pour les brûlures par les acides. Il sera conseillé de neutraliser la base par un acide faible, l'acide citrique ou l'acide acétique à un pour cent, en ayant toujours soin d'éliminer, par un lavage au sérum hypertonique, le sel formé par la combinaison de l'acide et de la base.

Quant aux incrustations de bases énergiques, telles que : la chaux, il s'agira de les enlever ou, du moins, de les décaper de la façon la plus complète que possible.

Le traitement de brûlure causée par cette base est complété par les lavages avec les solutions concentrées de saccharose, ce corps formant avec la chaux, un sucrate de chaux insoluble dont on n'aura plus à craindre l'action diffusante.

Les lésions secondaires de brûlures par bases, ne sont passibles d'aucun traitement spécial autre que celui des brûlures par acides.

Traitement des brûlures par les gaz. — Les brûlures par les gaz, et surtout par l'ypérite, se trouvent très bien des lavages au bicarbonate fort 4 °/₀. Ultérieurement, les antiseptiques sont d'usage, vu la fréquence d'infections secondaires, ou l'existence de lésions concomittantes ou cicatrisées.

Prophylaxie générale des brûlures par agents chimiques.

Le port de lunettes obligatoire dans les ateliers de métallurgie où l'ouvrier est exposé à recevoir des corps étrangers dans l'œil, n'a pas donné de résultats aussi bons qu'on pouvait l'espérer, l'ouvrier ne pouvant s'habituer à cette suggestion qu'est le port des lunettes. On sait, en effet, le nombre d'accidents oculaires qui seraient évités si les tourneurs, polisseurs, etc... s'étaient soumis aux règlements des conseils d'hygiène, mais, prétextant l'inhabilité que produira le port des verres, il ne se conformera jamais à cette mesure de prudence. Autre chose, est de faire l'éducation des hommes appelés à manier constamment ces produits, en leur exposant les dangers des brûlures par agents chimiques, leurs conséquences, rapprochées et lointaines, bref, l'évolution possible vers la cécité à la suite de ces accidents.

Pour nous résumer, faire une véritable éducation de l'ouvrier appelé à manier des produits dangereux, lui indiquant les moyens toujours applicables d'éviter les accidents, et les soins immédiats à donner au cas où ils se produiraient.

Esquissons, rapidement, les différents modes d'action des corps en ignition, mentionnant, pour mémoire, les lésions conjonctivales cornéennes, cristalliniennes, rétiniennes, produites par les radiations lumineuses et électriques intenses.

Les brûlures par agents physiques se produisent par deux mécanismes principaux :

1° — Il y a action de contact, le corps vulnérant est mis en rapport direct avec l'œil ou ses annexes ; la majorité des cas de cette variété nous est fourni par l'industrie métallurgique, accidents de travail dans les fonderies, ou tout autre usine où l'on manie les métaux en fusion. Par ordre de fréquence, nous citerons :

le plomb. — d'un usage extrêmement répandu (sur dix cas de brûlures par agents physiques observés dans le service de M. le Professeur de Lapersonne nous en relevons trois par ce métal) le mécanisme de la production de l'accident est d'ailleurs très simple ; Pour peu que ce métal arrive au moment de la coulée dans un récipient humide, il se produit une projection de gouttes de plomb.

la fonte. — dont nous avons observé un cas chez un travailleur d'usines de guerre.

le cuivre et l'étain. — une mention spéciale aux brûlures par l'alliage des soudeurs que nous rencontrons pour un pourcentage assez fort dans les brûlures oculaires.

Enfin, viennent les accidents que nous appellerions de la vie domestique, projection de diverses substances, telles que : cire fondue, suif fondu, eau bouillante, etc...

2° — Il s'agit, le plus souvent, de brûlures produites par la flamme de gaz combustible, agissant, ici, en tant qu'agent hermique gaz détonnant résidu de la déflagration de poudre) ; dans la plupart de ces cas, il se produit, en plus des lésions par brûlures, des lésions mécaniques par projection de grains de poudre, de poussière, etc...

OBSERVATIONS

Observation No I. — *Brûlure par la potasse d'Amérique.*

T... Charles, 38 ans, employé dans une usine de fabrication d'air liquide.

Le 25 janvier 1920 — vérifiant une conduite de potasse servant à dessécher l'air avant de l'envoyer dans les compresseurs, cet ouvrier reçoit, dans les deux yeux, un jet de potasse d'Amérique.

Soigné, pendant dix jours, dans une clinique, pendant lesquels il a continué à voir.

Le 4 février 1920. — A son arrivée on constate :

Brûlures infectées du front, du cuir chevelu, croûtes, pus.

Brûlures palpébrales et conjonctivales, secrétion très abondante et adhérences partielles des conjonctives palpébrales et bulbaires.

Lésions cornéennes très étendues ; à leur partie inférieure, les deux cornées sont ulcérées et épaissies. Hypopion des deux côtés.

OG - La sclérotique est à nu dans sa portion antéro inférieure. Sphacèle est en voie d'élimination.

Le malade ne souffre pas.

Le 5 février 1920 — les plaies se détergent un peu.

Le 6 février 1920 : OG - Infection profonde pus dans la chambre antérieure et saillie de la membrane de Descemet par une large et profonde ulcération.

OD — La perforation est complète. Par la cornée presque entièrement détruite le cristallin a fait issue. Le vitré et l'iris font hernie.

Les 7, 9 et 12 février 1920 : hémorragies abondantes, tamponnement à la pituitrine.

Le 15 février 1920 : OD — Amélioration, mais suppuration encore très abondante du caillot et du tissu orbitaire. Paupières plus souples.

OG — Sclérotique toujours à nu, la cornée semble plus solide. Le malade dit différencier le jour de la nuit.

Le 21 février 1920 : OD — Les paupières sont presque normales.

OG — Enorme staphylome vasculaire.

Le 24 février 1920 : OD — Amélioration.

OG — Ectasie plus accentuée.

Le 3 mars 1920 : OD — Paupières presque normales.

OG — Staphylome vascularisé presque totalement cicatrisé.

Le 8 mars 1920 : OD — Paupière encore un peu infiltrée et tombante.

OG — Cicatrisation non encore totale.

Observation No II. — *Brûlure par la potasse.*

A .. Henry, 22 ans, employé aux Chemins de Fer.

Le 26 août 1919 : en projetant de la potasse en morceaux dans un bain, a reçu un fragment de potasse (en nettoyant un coussinet).

Sur le moment, simple lavage à l'eau. Deux heures après, va aux Quinze-Vingt. Lavage au sérum et pansement à l'oxyde jaune et atropine.

La cornée a été totalement obscurcie.

Quatorze jours après l'accident, le symblépheon est déjà organisé, symblépharon de la paupière inférieure et ayant, le 30 décembre 1919, tendance à envahir la cornée.

Un mois après les accidents initiaux, la cornée a repris son aspect normal et est redevenue un peu transparente.

Le 6 mars 1919 : légère conjonctivite. Symblépharon complètement organisé.

Le 16 avril 1919 : le symblépharon stationnaire ne semble pas présenter de tendance à envahir plus profondément la cornée.

Légère diplopie passagère due, probablement, à ce que le droit interne est devenu insuffisant à la suite de l'action de la bride su symblépharon.

Accuité V OD OG = I

Observation N° III. — *Brûlure par la chaux vive.*

M... L. Employé dans une usine de Machines Agricoles à Wasquehal (Nord).

Le 14 août 1914 : Alors qu'il était occupé avec un autre ouvrier à projeter, au moyen d'une lance, un lait de chaux, la lance se bouche. L'ouvrier qui la manie demande à M... de vérifier son fonctionnement. A peine a-t-il l'instrument en mains que le tube se débouche et M... reçoit, en pleine figure, le bouchon de chaux qui obturait la lance.

Le 17 août 1913 : Première visite. Brûlure des deux cornées et conjonctives, les culs-de-sac conjonctivaux inférieurs sont surtout pris. Incrustations calcaires que l'on déterge le plus possible.

Le malade, revu à plusieurs reprises, ne présente pas, malgré le traitement, d'éclaircissement de sa cornée. La chaux qu'il a été probablement impossible d'enlever totalement a continué son œuvre. L'ulcération s'est cicatrisée, mais :

OG — Cornée complètement opaque, pas d'hypotonie, pas de douleur . A conservé une simple perception lumineuse. Symblépharon stationnaire presque total.

OD — Les dégâts sont là moins étendus. La cornée claire à sa portion inférieure, permet à l'ouvrier un petit travail. Début de sympbléharon.
(note due à l'obligeance de M. le Docteur Delecœuillerie).

Observation N° IV. — *Brûlure par la chaux vive.*

B..., 43 ans. Entre le 23 août 1919.

Le 20 août 1919 : En mouillant de la chaux vive, a reçu, sur le visage, une abondante projection de chaux. A été lavé à l'eau aussitôt et est entré à l'hôpital dans la soirée.

Le 25 août 1919 : Brûlure des conjonctives et des cornées. Infiltration blanchâtre et épaississement des cornées. Le malade distingue les personnes sans bien les reconnaître.

OD — Brides cicatricielles aux deux angles, entre la conjonctive tarseinne et le conjonctive bulbaire. *Le malade ne souffre presque pas.*

Le 4 septembre 1919 : Amélioration.

OG — Brûlure sclérale vers 3 heures. Symblépharon paupière supérieure.

OD — Brûlures conjonctivales étendues.

Le 13 septembre 1919 : OD — Sphacéle et fonte purulente de toute la cornée.

V=o — Enucléation. Anesthésie locale et régionale. Symblépharon de tout le cul-de-sac supérieur.

Le 4 octobre 1919 : Bon état.

Le 10 octobre 1919 : Douleurs toujours très vives à gauche et pannus cornéen. Voit passer la main.

Le 9 décembre 1919 : Irritation ciliaire.

Le 26 décembre 1919 : OG — Douloureux.

Le 14 janvier 1920 : OG — Crises douloureuses tous les deux ou trois jours durant vingt-quatre heures. Bromure Na Br = 1 gr.

Le 26 février 1920 : Ablation d'un bourgeon cicatriciel.

Le 8 mars 1920 : OD — Cavité diminuée par des brides cicatricielles.

OG — Amélioration. Conjonctive moins vascularisée, le pannus s'éclaircit. Presque plus de douleurs, même à la pression.

Voit passer la main à vingt centimètres.

Le 6 avril 1920 : OG — Pilocarpine. Bromure. Les crises persistent cependant à intervalles irréguliers.

Observation N° V. — *Brûlure par le vitriol.*

P..., 36 ans. Attentat criminel.

A reçu, à la face, le contenu d'un bol d'acide sulfurique concentré.

Brûlure grave de la face, du front, des paupières et des yeux. L'œil gauche a été énucléé à la suite de perforation et d'accidents infectieux graves.

Œil droit, moins atteint, taie légère de la cornée,

s'étendant surtout dans le tiers inférieur indiquant une lésion plus profonde que pour le reste de la cornée.

A la suite des rétractions cicatricielles, lagophtalmos. En contractant très fort son orbiculaire, le malade présente encore une fente palpébrale ouverte d'un bon centimètre ; se sert de son œil malgré la gravité des accidents qu'il a présentés.

Le 28 avril 1914 blépharoplastie par lambeau adhérent pris au niveau de la région palpébrojugale et transporté à la paupière supérieure.

Le 14 mai 1914 : lambeau régulier formant encore un léger bourrelet. On ordonne du massage au malade afin d'atténuer ce bourrelet.

Observation N° VI. — *Brûlure par acide azotique.*

L... Etienne, 39 ans. Entre le 4 février 1920.

Le 3 février 1920 : Le malade renforçait un bain pour décaper des métaux, lorsqu'une explosion se produisit dans ce bain. Les deux yeux furent atteints de projection liquide et de gaz en combustion. Le sourcil droit fendu en oblique sur quatre centimètres de longueur.

Le jour de l'accident, on pose des agrafes sur la plaie cutanée, sans donner aucun soin spécial aux yeux.

Entre à Cusco vingt-quatre heures après l'accident.

OD — Chemosis léger. Œdème des paupières assez accentué rendant l'ouverture de l'œil assez difficile. Larmoiement. Cornée légèrement dépolie. Nappes hémorragiques, sous conjonctivales à contour assez nets. Pas d'injection ciliaire, ni perte de sensibilité.

V OD = O, 2 — Voies lacrymales perméables. Limitation des mouvements. Fond d'œil à peine éclairable.

OG — Voit la main trouble à 0 30.

Limitation des mouvements du globe beaucoup plus marquée qu'à droite.

Trouble diffus de la cornée beaucoup plus accentué qu'à droite, de même que l'œdème des paupières. Fond d'œil faiblement éclairable. La sclérotique à nu est elle-même touchée, et présente une coloration blanc mate caractéristique. On n'en voit point les détails.

Voies lacrymales perméables.

Le 8 mars 1920 : OD — Bon état.

OG — Cicatrisation de la partie sphacelée de la sclérotique, mais nombreux bourgeons cicatriciels exubérants de la conjonctive.

Le 12 mars 1920 : OD — Normal.

OG — Bourgeons volumineux de la conjonctive supérieure et inférieure. Peu de secrétion.

Le 24 avril 1920 : OG — Ablation de nombreux bourgeons charnus.

Tendance au symblépharon.

Observation N° VII. — *Brûlure par chlorure de zinc.*

S... Irma, 17 ans. Ouvrière dans une Fabrique de Piles Electriques. Entre le 6 mars 1920.

Le vendredi 5 mars 1920 : A trois heures, un morceau de chlorure de zinc a sauté dans l'œil gauche, à la suite de la chute d'un paquet que pesait sa voisine.

Etat actuel : OG — Brûlure superficielle de la conjonctive et de la cornée. Epaississement, vascularisation et infection de la conjonctive. L'iris se dilate à l'atropine. *Traitement* : cocaïne atropine. Pommade iodoformée, lavage au sérum.

Le 8 mars 1920 : V OG = 0,6. Amélioration très nette.

La cornée s'est entièrement éclaircie, seul un symblépharon léger susbiste.

Observation N° VIII. — *Brûlure par nitrate d'argent.*

M... François, 39 ans. Entre le 11 décembre 1919.

A cette date, en manipulant, pendant son travail, un mélange de nitrate d'argent et d'ammoniaque, a reçu au visage une projection de liquide caustique ; il a ressenti aussitôt une vive sensation de brûlure. Transporté à Saint-Antoine, puis aussitôt à l'Hôtel-Dieu, il arrive Salle Follin une heure et demie après l'accident.

Le 13 décembre 1919 : OG — Volumineux œdème des paupières qui sont rouges et chaudes, secrétion abondante. La cornée semble légèrement dépolie. Chémosis assez accentué avec phlytène près de l'angle interne ; les mouvements du globe sont un peu limités par la tuméfaction de la région, la vision paraît normale.

OG — Œdème palpébral et chemosis plus accentués, même symptôme qu'à droite, il paraît exister une formation cicatricielle au niveau du caroncule.

Le 15 décembre 1919 : OD — Mobile Taie cornéenne.

OG — Adhérences Taie plus épaisse.

Le 20 décembre 1919 : Cornée très trouble.

Le 22 décembre 1919 : On constate une amélioration ; diminution et même disparition complète du chemosis.

Le 30 décembre 1919 : Le malade sort.

Le 5 février 1920 : Revient au pansement :

OD — Bon état.

OG — Ulcère para central de la cornée avec ectasie cornéenne.

Le 20 février 1920 : OG — Tarsoraphie.

Le 8 mars 1920 : OG — Cornée non encore totalement cicatrisée, petite exulcération cupuliforme atone.

Observation N° IX. — *Brûlure par acide chlorhydrique.*

M... Louise, institutrice, 28 ans. Entre le 17/2/20.

Le samedi soir, 14 février 1920 : Se brûle l'œil gauche avec de l'acide chlorhydrique, se lave aussitôt avec de l'eau froide et une solution de bicarbonate de soude ; le lendemain continue les bains de bicarbonate et ne consulte un médecin que le lundi. Prescription d'un collyre au collargol.

Etat actuel : Fausse membrane couvrant la conjonctive bulbaire et trouble très accusé de la cornée ; myosis mouvement limité du globe.

Le 18 février 1920 : Légère amélioration, le trouble de la cornée diminue formation d'un symblépharon léger dans les culs-de-sac supérieurs et inférieurs gauches.

V OD = 1/50 — Fond d'œil normal (n'a jamais été meilleur.

V OG = 0 — Fond d'œil inéclairable par suite des lésions cornéennes.

Le 26 février 1920 : La malade est renvoyée chez elle avec un traitement à la pommade jaune.

Le 18 mars 1920 : Revient à la visite ; cornée presque complètement éclaircie, la conjonctive revient un peu à la fois à son état primitif ; à cette date encore une légère injection vasculaire.

Le 23 avril 1920 : Cornée complètement transparente, sans la moindre lésion ni infiltration, le fond d'œil est éclairable, la malade ne se sert d'ailleurs plus que de cet œil.

V OD = 1/50.

V OG = 1/2 (œil touché) *a recouvré son acuité antérieure.*

Le 7 mai 1920 : La cornée présente, à cette date, un léger trouble de l'épithélium antérieur avec hyperhémie conjonctivale.

Observation N° X. — *Brûlure par le sublimé.*

C... (Alexandrie)

Observation. — A trente ans pharmacien, souffre d'une légère poussée de conjonctivité hyperhémique. Un médecin lui insuffle, par erreur, du sublimé pur porphyrisé au lieu de calomel.

Douleur extrêmement vive. Perte de connaissance à plusieurs reprises malgré lavages au sérum.

Etat actuel. — 13 mars 1919 : Agitation extrême. Douleurs intenses.

Les paupières rouges tuméfiées laissent échapper un liquide sale sanguinolent.

Ganglions auroiculaires et sus maxillaires.

La conjonctive bulbaire est rouge œdemaciée chemotique.

La cornée est mate trouble gris blanchâtre.

L'iris est à peine reconnaissable à travers la cornée. Pupille contractée.

En plus de cela, symptômes généraux de l'intoxication par le sublimé. Sueurs froides, pouls faible irrégulier, cœur rapide, pouls petit.

Traitement local. — Lavage avec solution de C2 O3 Na2.

Atrophie cocaïne. Pommade iodoformée pansements humides.

Le 14 mars 1919 : Nuit meilleure. Tuméfaction palpébrale et conjonctivale intense.

Cornée plus éclairée, et au lieu de l'opacité diffuse striées grises rayonnant du centre à la périphérie nombreuses synéchies postérieures.

V. — Compte les doigts à 50 centimètres.

Le 15 mars 1919 : Plus de tuméfaction, la conjonctive bulbaire présente un aspect de masse sale ramollie.

Conjonctive palpébrale supérieure rouge bourgeonnée rugueuse.

Les lavages et larmes entraînent d'ailleurs des portions de tissus sphacelés. Bord des paupières *exulcérées* avec menace de symblépharon et d'ankyloblépharon.

Déchirure des adhérences et interposition de vaseline stérilisée. La pupille dilatée, momentanément ne se laisse pas dilater davantage sous l'influence des mydriatiques.

Le 16 mars 1919 : Infiltration jaune circonscrite au niveau de la partie inférieure de la cornée, Sur le reste de la surface aspect souillé et flétri.

Le 23 mars 1919 : L'infiltration cornéenne a progressé. Apparition d'un hypopion léger. La pupille adhérente à la capsule antérieure obturée par une épaisse membrane exsudative.

Tension élevée. Douleurs péri orbitaires. Suppression de l'atropine et eserine remplacée bientôt par la pilocarpine par suite de douleurs devenues atroces.

Aucun effet, l'élévation de tonus persiste.

Le 3 avril 1919 : *Perforation de la cornée* au niveau de l'infiltration. Hypotonie.

Hypopion et infiltration cornéenne disparaissent.

Petite fistule qui se ferme, puis se rouvre à plusieurs reprises par suite de la tension qui s'élève chaque fois.

Repos absolu, léger pansement compressif. Nouvel essai à la pilocarpine, même intolérance.

Le 14 avril 1919 : Accès glocomateux violent. Douleurs vives, cornée mate, diminution de la chambre intérieure.

Le 16 avril 1919 : *Paracentèse.* — Diminution des tonus, disparition des douleurs, mais elles reparaissent aussitôt la plaie cornéenne fermée.

Le 20 avril 1919 : Iridectomie refusée. Nouvelle paracentèse. Après six jours, nouvelle hypertension, nouvelle intervention suivie de sédation momentanée.

Le 6 mai 1919 : Accès de glaucone violent. T 4 Iridectomie ou plutôt dissission de l'iris adhérent. Sédation des phénomènes douloureux, mais T 3.

Le 9 mai 1919 : Sclérotomie postérieure, T 1 disparition des douleurs.

Perception lumineuse. Guérison progressive.

Tonus normal avec, parfois, légère poussée d'hypertonie.

Le 15 septembre 1919 : Leucome vascularisé de la cornée.

Petit symblépharon du cul-de-sac inférieur.

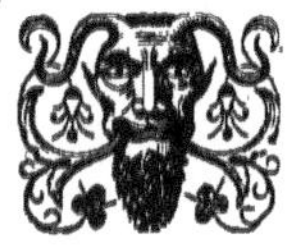

CONCLUSION

1° *a)*. — En général, pour les cas d'intensité moyenne, les conséquences de cette variété de brûlure sont moins sérieuses que lorsqu'il s'agit de brûlures par agents chimiques.

b). — C'est un fait d'observation que les brûlures par agents physiques ont tendance à se circonscrire. Dès le début, les lésions ont leur caractère définitif de bégninité ou de gravité .

c). — Lorsque les lésions cornéennes sont graves, la perforation est plus précoce que lorsqu'il s'agit de perforations par agents chimiques.

d). — De par la limitation même des lésions, il sera plus aisé de porter un pronostic si, l'infection ne vient modifier la réparation de la brûlure.

2°. — Les brûlures par agents chimiques suivent toujours une marche extensive, ne respectant aucune des portions de l'œil. Leur pronostic en est, par le fait même, beaucoup plus réservé .

3°. — Si l'œil réagit, si la conjonctive prend une coloration rouge intense ecchymotique, présentant en même temps des lésions cornéennes sans toutefois aucune trace de nécrose conjonctivale, le pronostic est relativement favorable.

4°. — Si l'œil ne réagit pas à l'agent caustique, si la conjonctive est pâle, d'aspect lactescent, sans vascularisation épisclorale, s'il se produit des escharres, même avec intégrité apparente de la cornée, le pronostic doit être extrêmement réservé. A plus forte raison si la cornée perd complètement sa sensibilité.

Nous savons que, dans ces cas, les lésions cornéennes

apparaissent tardivement, et qu'il se produit souvent des complications infectieuses, fonte purulente de l'œil à l'instar de ce qui se produit dans les kératites neuro-paralytiques.

5°. — Dans un nombre de cas, malheureusement trop restreint, l'aspect des lésions primitives et la présence de dépôts pseudo-membraneux recouvrant la cornée peuvent faire craindre des accidents très graves. Malgré cela, après l'élimination de ces exsudats, la cornée recouvre une transparence parfaite.

Il semble qu'un pronostic soit souvent impossible à porter ou, tout au moins, exigera de la part du médecin les plus extrêmes réserves.

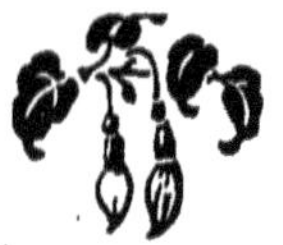

Vu : *Le Doyen*,
ROGER.

Le Président de thèse,
Dr F. DE LAPERSONNE.

VU ET PERMIS D'IMPRIMER :
Le Recteur de l'Académie de Paris.

BIBLIOGRAPHIE

1° Recherches expérimentales sur les brûlures par acides forts. Villar (Archives d'Ophtalmologie. Année 1904).

2° Brûlures par caustiques acides et bases. Docteur Sous (Archives d'Ophtalmologie. 1908).

3° Brûlures de guerre. Docteur Cerise (Bulletin de la Société d'Ophtalmologie de Paris. Juin 1918).

4° Brûlures par la chaux suivies de glaucome. Martin Zade. (Archives d'Ophtalmologie. 1911).

5° Brûlures par le sublimé. Cassimatis (Archives d'Ophtalmologie. 1906).

6° Contribution à l'étude des brûlures de l'œil (Thèse de Bovis. Lyon. 1911).

7° Sur les troubles cornéens consécutifs au traumatisme par la chaux. Rosenthal (Zeitschrift fur Augenheilkunde. 1903).

8° Beitrage zur Pathologie und Pathologieschen Anatomie der Kalkverbrennung der Hornhaut (Arch. fur Augenheilkunde. De Gouvea).

9° Die Kalverletzung des Auges. Guhman (In Aug. dissertation. Breslau. 1884).

10° Di Verletzung des Seh organs mit Kalk und ahnlischen Substancen (Verlag von Engelmann. 1899).

11° Uber Aufhellens und Kalk trubunggen der Hornhaut.

12° Leçon clinique sur les brûlures oculaires par agents chimiques, par M. le Professeur de Lapersonne (Mars 1920).

TABLE DES MATIÈRES

www.ingramcontent.com/pod-product-compliance
Ingram Content Group UK Ltd.
Pitfield, Milton Keynes, MK11 3LW, UK
UKHW021510260726
13993UKWH00004B/1628